风湿免疫病健康管理科普书系

御风集

1 强直性脊柱炎篇

古洁若　主编

广州和硕信息技术有限公司　编

献给病友、病友家属、照护人员

暨南大學出版社
JINAN UNIVERSITY PRESS

中国·广州

图书在版编目（CIP）数据

御风集：全三册 / 古洁若主编；广州和硕信息技术有限公司编. —广州：暨南大学出版社，2019. 6

（风湿免疫病健康管理科普书系）

ISBN 978 – 7 – 5668 – 2664 – 0

Ⅰ. ①御…　Ⅱ. ①古…　②广…　Ⅲ. ①风湿性疾病—防治　Ⅳ. ① R593. 2

中国版本图书馆 CIP 数据核字（2019）第 113780 号

御风集（第一册）

YU FENG JI（DIYICE）

主编：古洁若　编者：广州和硕信息技术有限公司

出 版 人： 徐义雄
责任编辑： 古碧卡　姚晓莉
责任校对： 苏　洁　林　琼
责任印制： 汤慧君　周一丹

出版发行： 暨南大学出版社（510630）
电　　话： 总编室（8620）85221601
营销部（8620）85225284　85228291　85228292（邮购）
传　　真：（8620）85221583（办公室）　85223774（营销部）
网　　址： http：//www.jnupress.com
排　　版： 广州尚文数码科技有限公司
印　　刷： 佛山市浩文彩色印刷有限公司
开　　本： 787mm × 1092mm　1/16
印　　张： 7. 25
字　　数： 114 千
版　　次： 2019 年 6 月第 1 版
印　　次： 2019 年 6 月第 1 次
总 定 价： 68. 00 元（全三册）

编 委 会

前　言

医务工作者肩负着将以“病人为中心”的医疗工作拓展至以“健康为中心”的责任，这过程中的科普教育是机遇和挑战并存的新任务，也是我们从医病至医身心的升华中必不可少的技能。作为一名风湿免疫学专业的医师，面对现实中普遍存在的缺医少药和严重的延误诊治现象，我们该如何做好专业医学知识的科普教育？探索的冲动促使我们编写了风湿免疫病健康管理科普书系。

风湿免疫病是一类常见和容易造成残疾、严重影响工作和生活的疾病，至今能达到病情稳定或达标治疗状态的人数比例仍然相当低。这与人们对风湿免疫病的知识缺乏有重要的关系。尤其在日常工作中，病友们在和医生沟通时表现出对疾病的一知半解，规范诊治的依从性或疾病的自我管理依旧有较多的欠缺。他们的家属、朋友更加缺乏疾病知识，也不知道如何去提供合适的帮助，在此，我们奉献出《御风集》，目的是把风湿免疫病的基本知识更大范围地传递给更多有需要的病友及其亲属们。

《御风集》通过简单易懂的文字和图片，介绍常见的风湿免疫病：强直性脊柱炎、痛风 / 高尿酸血症、类风湿关节炎，内容均是病友们最关切的问题，我们的解答基于医学和科学研究证据，查阅了多种不同的诊治或护理资料，分别从疾病病因、危险因素、诊断、治疗、自我评估、自我管理等多个方面展开。希望病人通过阅读书中内容，能对疾病的基本知识有更多的了解，从而更好地与医生沟通，做好自我管理，提高疾病的治疗水平。

因为篇幅有限，书中所涉及的疾病知识仍未涵盖全面，我们也将陆续编写系列丛书，病友们也可以访问我们的网站（www.phcn.gz.cn）进行更多的交流和学习。

本书能够顺利出版，得益于我的团队医务人员，学生，关心帮助我们的病友、家属们，以及医药学界朋友们的热情鼓励和帮助，在此表示衷心感谢。

中山大学附属第三医院风湿免疫科　古洁若

2019 年 5 月 16 日

目　录

第一章　什么是强直性脊柱炎

很多年轻患者常常因“腰痛”这一不适症状到医院就医，结果却被医生告知患上了“强直性脊柱炎”。相信第一次听到的患者，都对这个疾病名称感到十分陌生。那么，什么是强直性脊柱炎？顾名思义，强直性脊柱炎是一种主要发生于脊柱关节的炎症，最终可导致脊柱强直。它属于脊柱关节炎范畴，是一种慢性全身性自身炎症性疾病，主要累及中轴关节，如脊柱及骶髂关节等。早期可表现为下腰背疼痛，后逐渐发展为脊柱关节僵直、活动受限，严重者可影响患者的生活能力和工作能力。

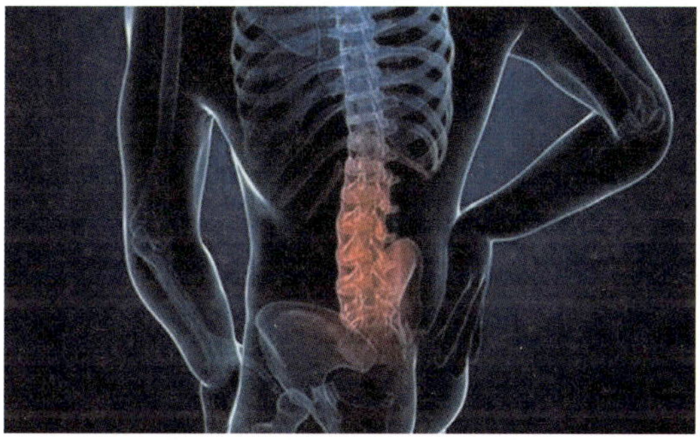

流行病学调查表明，我国强直性脊柱炎患病率约为0.3%，强直性脊柱炎患者多在30岁以前发病，男女性别比例为2∶1～3∶1，可见强直性脊柱炎患者并不少见，而年轻男性更受强直性脊柱炎的“青睐”。

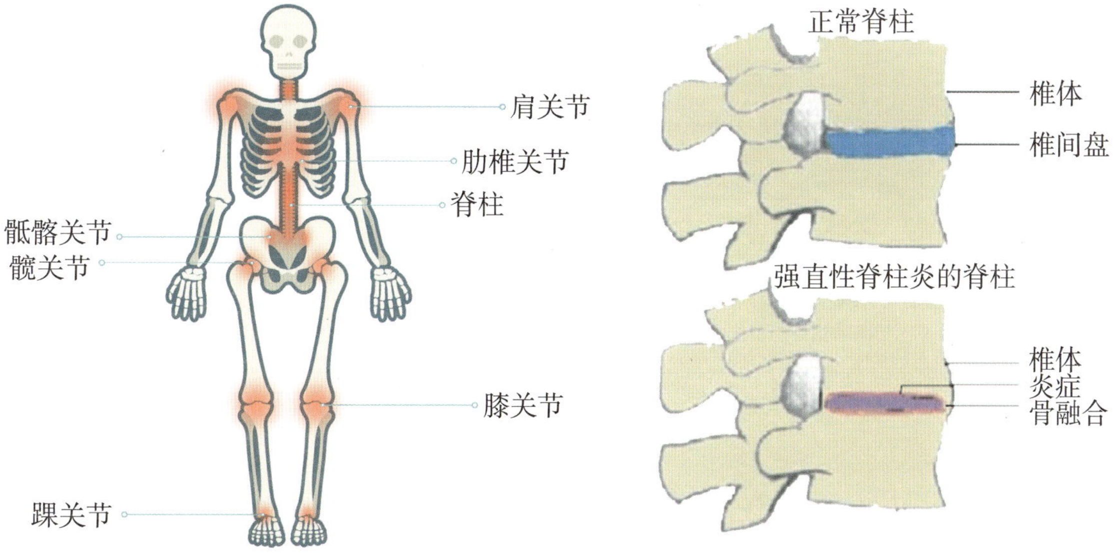

图 1-1　强直性脊柱炎

一、为什么会患上强直性脊柱炎

强直性脊柱炎是一种由遗传因素和环境因素相互作用引起的免疫疾病。遗传因素和环境因素是导致强直性脊柱炎发病的两大重要因素。据相关统计，强直性脊柱炎的发病与人类白细胞抗原 HLA-B27 相关。我国健康人群 HLA-B27 的阳性率为 2%～7%，而强直性脊柱炎患者 HLA-B27 的阳性率则高达 90%。有 HLA-B27 阳性家族史的患者的发病风险更高，HLA-B27 阳性的患者强直性脊柱炎的发病风险高于普通人群，因此筛查 HLA-B27 基因是诊断强直性脊柱炎的必要实验室检查。但值得注意的是，并非 HLA-B27 阳性就会患强直性脊柱炎，有 10% 的强直性脊柱炎患者 HLA-B27 阴性。除了 HLA-B27 外，还存在着其他与强直性脊柱炎相关的易感基因，如近年多项全基因组关联研究（GWAS）发现的多个易感基因 HLA-B40、HLA-B51 等。

大量研究表明，吸烟、肠道菌群异常等是强直性脊柱炎的相关致病因素。2014 年挪威的一项流行病学研究表明，吸烟多寡与强直性脊柱炎的发病率成正

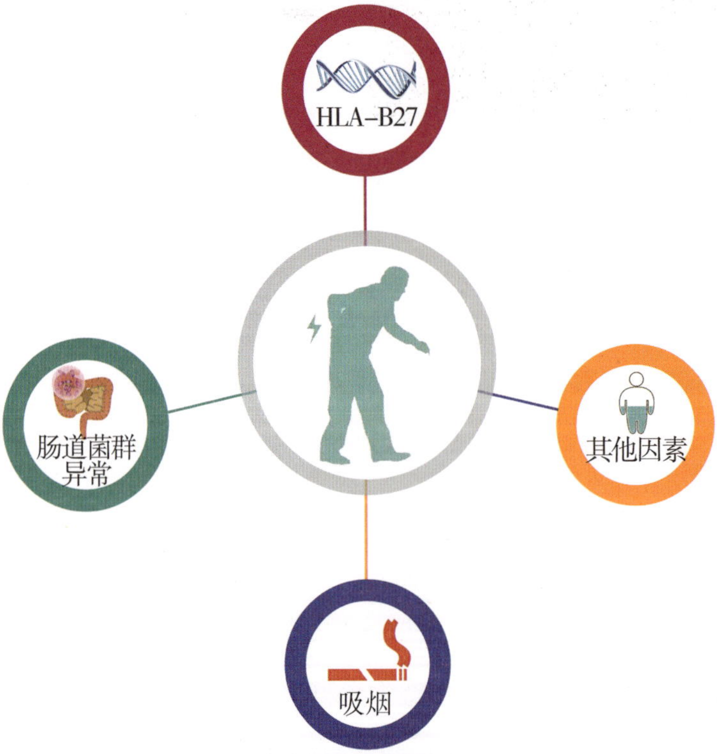

图 1-2　强直性脊柱炎的致病因素

相关关系，而且吸烟者发病年龄比不吸烟者更早。吸烟与强直性脊柱炎的进展密切相关，可能与吸烟导致炎症因子释放，加重炎症反应相关。另外，肠道菌群也被认为参与其中。据统计，约 10% 的强直性脊柱炎患者有亚临床肠道炎症。转基因小鼠的动物实验表明，肠道菌群可能通过 HLA-B27 和 hb2m 等调控免疫炎症机制的基因进而影响强直性脊柱炎的发病过程。

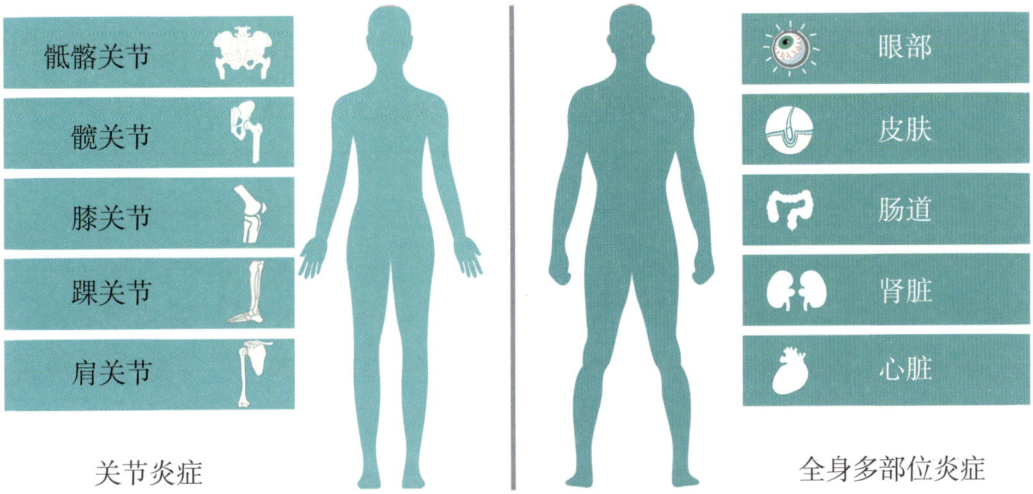

图 1-3　强直性脊柱炎的疾病过程

二、强直性脊柱炎的常见症状有哪些

强直性脊柱炎是一种全身性自身炎症性疾病，患者可出现中轴症状和外周症状。

“腰痛”是很多患者的第一主诉。这种“腰痛”不同于腰肌劳损和腰椎间盘突出。疾病早期的“腰痛”是由中轴关节，如骶髂关节或脊柱小关节炎症引起的疼痛，称为“炎性腰背痛（Inflammatory Back Pain，IBP）”，它常常具有以下几个特征：首次发作年龄小于 40 岁，持续时间大于 3 个月，常伴有晨僵，夜晚会加重，活动后可减轻。“腰痛”可为单侧、双侧或者交替性发作，往下可放射至大腿根部，也可逐渐往上发展至胸部。流行病学调查表明，约 80% 的强直性脊柱炎患者有炎性腰背痛。炎症发生与结构破坏密切相关，因此疾病晚期可发展至脊柱关节融合、关节僵直。“腰痛”限制了患者的脊柱活动度，导致其生活能力和工作能力下降，影响患者的生活质量。

除了“腰痛”之外，患者还可能出现外周症状。外周关节压痛也常出现在一些患者身上，主要是由附着点炎或滑膜炎引起。据统计，约 20% 的患者可出现髋关节或肩关节疼痛。眼炎、炎症性肠病及银屑病等皮肤损害也是强直性脊柱炎患者的外周症状，其中，强直性脊柱炎患者最常见的外周症状为眼炎。据统计，25% ~ 30% 的患者在病程中可出现急性前葡萄膜炎或虹膜睫状体炎，可发生于腰痛症状之前或与腰痛同时出现，常表现为眼睛疼痛、发红、视觉障碍等，如不及时治疗，很可能留下后遗症。而且，有研究显示 HLA-B27 阳性患者发生眼炎的风险高于 HLA-B27 阴性患者。

此外，由慢性腰痛引起的劳累、虚弱、睡眠障碍也是诸多患者常见的不适症状。

三、强直性脊柱炎可以治愈吗

强直性脊柱炎是一种可以治疗和控制，但难治愈的慢性疾病。

强直性脊柱炎并不像恶性肿瘤那样令人谈虎色变，但亦不可掉以轻心、置之不理。与高血压、糖尿病一样，强直性脊柱炎是一种慢性疾病，它不能被根除，但可以通过药物和非药物治疗来达到控制疾病发展的目的。随访研究表明，强直性脊柱炎患者由最初的腰痛症状发展至晚期的“驼背”等僵直症状，往往需要 5 ~ 10 年或更多的时间。如在疾病早期及时发现，并进行规范有效的治疗，往往可以阻止疾病的进展，为患者争取宝贵的时间和保留正常的生活工作能力。

正视强直性脊柱炎，做到“早期发现、早期诊断、早期治疗”，应当是强直性脊柱炎患者和医生的共同目标。

第二章　怎样确定自己是否患有强直性脊柱炎

强直性脊柱炎，英文名叫 Ankylosing Spondylitis，简称 AS。多数发病缓慢，多见于男性，发病年龄一般在 20～30 岁。研究显示 AS 是年轻人顽固性背痛最易被忽视的疾病之一，主要原因是 AS 导致的疼痛与其他背部原因导致的疼痛症状难以区分。此外，40 岁以上发病的晚发型 AS 患者临床表现并不明显。因此，很多患者可能患病数年仍未诊治。统计显示，目前超过 50% 的 AS 患者确诊时已经有数年病程。实际上对于 AS 患者而言，越早诊断越早治疗，其预后越好。因为随着病程延长，会逐渐有椎体骨赘、骨桥形成，导致不同程度的驼背畸形，影响正常的生理活动，随着病情进展最后关节失去功能并造成终生残疾。除此之外，AS 还会影响眼睛、心脏、肺、肾脏及脑等关节外重要器官。因此，关注自身身体健康状况，及时发现 AS 的症状，及时就诊对 AS 的治疗至关重要，这也提醒我们发现 AS 的症状表现尤其是早期症状十分必要，如身体出现以下症状需提高警惕：

（1）常发生下腰背痛并伴有早晨起床后关节及其周围僵硬感，或者出现单侧、双侧或交替性臀部、腹股沟向腿部放射的酸痛，而且近期没有受过明显的外伤和扭伤。

（2）上述早期症状经适当活动可以缓解，但夜间休息或者久坐却不能改善症状。一般持续时间达 3 个月以上。

（3）出现足跟、足掌部的疼痛，有时还会累及胸前区、大腿根部和臀部等部位。

（4）出现髋、膝或踝关节等下肢大关节疼痛，疼痛不是对称的，发作与缓解反复进行。这种情况常见于 16 岁以前发病的幼年型 AS 患者，有时不伴随下腰背痛。

（5）反复发作的眼部病变，如葡萄膜炎或虹膜炎。

（6）出现心血管系统疾病，如主动脉及瓣膜的病变以及心脏功能异常。

（7）晚期胸廓活动度受限。正常人在呼吸时胸廓会出现起伏，但若疾病累及胸部，呼吸运动受到抑制，则看不到明显的胸部起伏，肺活量会较同年龄性别的正常人减少。

（8）随着病情进展，可出现腰部各个方向的活动受限，脊柱的正常活动逐渐丧失，自下而上逐渐不能弯曲。

（9）随着骨密度的不断下降易发生骨质疏松，甚至是骨折。

如患者出现上述症状，应该警惕是否患有 AS，并及时就诊。就诊时，应首选风湿科。近年来，随着经济的发展和医学的进步，国内风湿病专业不断发展，风湿病专家队伍也随之壮大起来，很多中等及以上级别的医院都设有风湿科。因此风湿病的诊治并不困难。但有些患者往往会因为背痛、腰痛、臀部疼痛，选择骨科、疼痛科等就诊，这样容易花钱遭罪还治不好病，甚至有时还会延误治疗。因为诸科室诊断疾病的关注点及诊疗方案不同，有时会忽视对骶髂关节的检查，从而无法进行及时准确的诊断和有效的治疗。

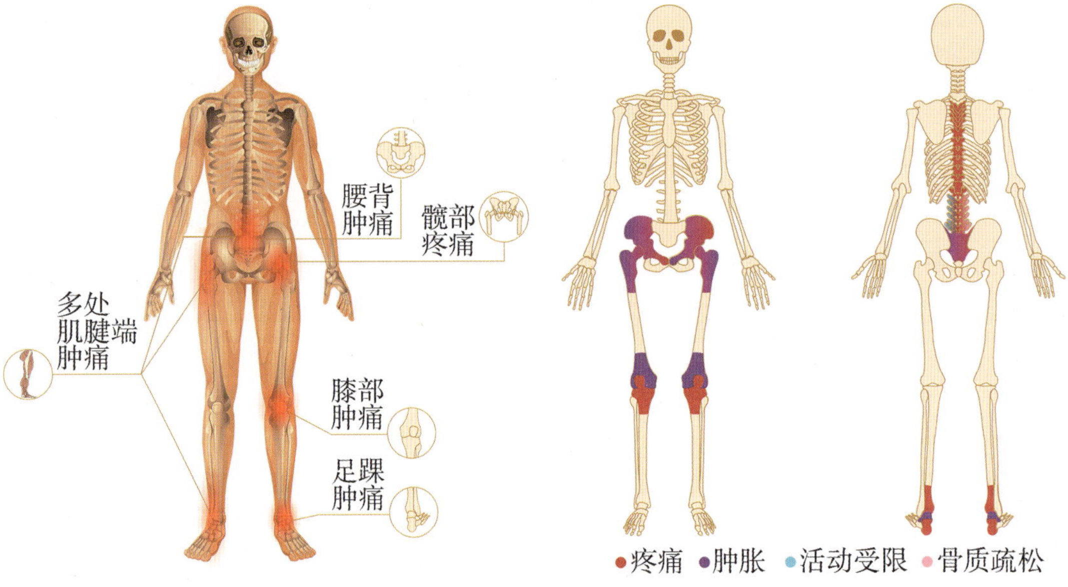

强直性脊柱炎的常见表现——多关节肿痛、活动受限、骨质疏松

第三章　谁将参与我们的疾病诊治

AS 是脊柱关节炎的一个典型代表，后者还包括反应性关节炎、炎性肠病关节炎、银屑病关节炎、未分化脊柱关节病和幼年脊柱关节炎，这些均属于风湿性疾病中的炎症性疾病。所以在 AS 的诊治过程中，风湿科医师是患者的重要向导：为患者确立 AS 的诊断，评估疾病活动程度、严重程度和并发症情况，并据此制订个体化的治疗方案；同时在疾病的随访评估中，患者也应定期到风湿科门诊就诊，由风湿科医师评价治疗效果，判断疾病进展是否被控制以及防治可能出现的副作用。

患者在出现以下症状时应及时就诊，请风湿科专科医师明确是否患有 AS：①慢性腰背痛持续 3 个月以上，且休息后不能缓解；②交替性双侧臀部疼痛；③有脊柱炎、炎性肠病或银屑病的家族史；④眼炎、跟腱炎反复发作及肩、髋关节痛。

但是，除了关节受累以外，AS 也可导致关节外的损害，例如 25% ~ 30% 的患者可能出现急性前葡萄膜炎或虹膜睫状体炎（俗称眼炎），表现为单眼发红、疼痛伴视力下降。此类患者也需要就诊于眼科，进行眼部病变的鉴别诊断，判断眼病的原因，早期给予眼科专科治疗。另外，AS 还可能累及心脏，导致升主动脉炎、心肌肥厚和心包炎等；累及肺脏，导致肺纤维化，出现咳嗽和呼吸困难等；累及肾脏，出现血尿和蛋白尿。对于这些内脏系统病变，患者均需要就诊相关专科，排除 AS 以外原因所导致的内脏病变，若确实是其他原因导致的病变则需要尽早进行针对性治疗。

在 AS 的诊断过程中，影像学（X 光、CT 或 MRI）判断非常关键，所以影像科医师在患者的诊断中也发挥重要作用。AS 的影像学诊断非常依赖于医生的经验水平，即使同一位医生在不同的时间也可能得到不同的判断。所以在病变并不非常明确的情况下，可能还需要多位影像科医师共同会诊得出结论。

AS 的治疗目标是缓解疼痛、僵硬和疲劳，维持良好的姿势以及良好的心理和生理功能。物理治疗是治疗的重要组成部分。研究发现，有医师指导的小组理疗方案在改善病情方面优于个人的理疗方案（即医师指导的物理治疗比患者自己在家锻炼更有效），所以患者在治疗康复期间可能需要理疗康复科医师的定期指导。

AS 可能导致髋关节受累，严重的髋关节受累将导致严重残疾，长病程的患者可能需要进行髋关节置换术；少数病例还需要进行脊柱截骨术以纠正屈曲畸形，所以患者可能需要咨询骨外科医师进行相关手术治疗。目前 AS 髋关节置换术总体效果良好。

此外，AS 的症状及合并症（如肠病、骨质疏松等）严重影响患者的生活质量。研究发现 AS 患者功能和疾病活动度评分与焦虑、抑郁的心理学评分明显相关。疾病还给患者就业带来负面影响，甚至导致劳动力丧失。这会使患者产生极大心理压力，所以患者可能需要咨询心理科医师进行必要的心理疏导和治疗。

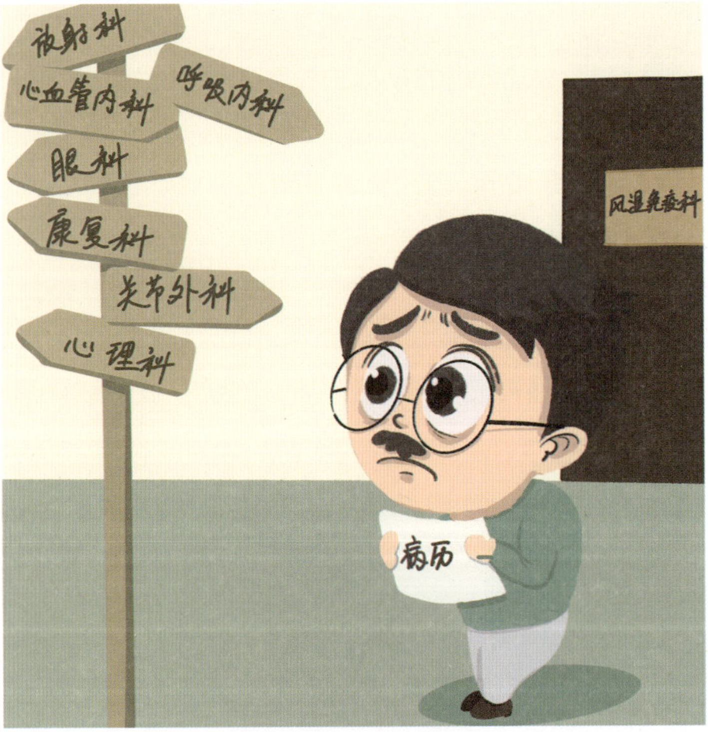

强直性脊柱炎就诊科室

（以风湿免疫科为主，有相应问题则至相关专科）

第四章　如果患了强直性脊柱炎会不会更容易同时有其他疾病

强直性脊柱炎是一种慢性炎症性疾病，这种疾病主要累及身体的中轴部位，例如骶髂关节和脊柱，同时还会出现外周表现，主要包括以下肢大关节为主的外周关节炎、肌腱端炎和指趾炎。除此之外，有一类疾病与强直性脊柱炎可能有相同的遗传特征，这类疾病称为关节外表现，其中包括：眼部受累，例如急性前葡萄膜炎；肠道表现，例如炎症性肠病以及银屑病。所以，如果患上了强直性脊柱炎，这类疾病的发病风险也会相应增加。

但这种风险会增大多少呢？有研究显示，强直性脊柱炎患者的急性前葡萄膜炎的患病率为 25.8%，炎症性肠病的总患病率则为 6.8%，银屑病的总患病率为 9.3%，远远高于健康正常人。

急性前葡萄膜炎是一种常见的眼科疾病，常发于青壮年人群，发病常由单眼发病，临床上以眼红、眼痛、畏光、流泪为主要表现，严重者还会出现视力减退，甚至致盲。急性前葡萄膜炎不仅严重影响患者的生活质量，而且还会对患者造成严重的心理负担，需及时发现和诊治。

炎症性肠病是一类由多种因素相互作用所致的慢性、复发性炎性疾病，并有终生复发的倾向，主要包括溃疡性结肠炎和克罗恩病。临床表现主要为慢性的腹痛、腹泻，腹泻的性质可为黏液脓血便，可以出现发作和缓解交替。此外，患者还可能因为长期的肠道功能受损出现体重下降、营养不良等合并症。病程较长时，合并肿瘤的风险也会增加。因此，强直性脊柱炎患者出现肠道受累时，不仅需要积极地进行治疗，而且需要结合结肠镜检查进行监测，注意随访。

银屑病是一种常见的慢性炎症性皮肤病，临床表现为红色的丘疹和斑块，上面覆盖多层银白色鳞屑，也因此得名。其以青壮年发病为主，多在秋冬季节加重，有反复发作的倾向。银屑病会给患者生活带来诸多不便，虽然无法治愈，但可以通过治疗控制、缓解病情，从而改善病情和生活质量。

强直性脊柱炎的关节外表现不仅影响疾病的严重程度，也影响治疗方案的制订。

除了上述关节外表现，强直性脊柱炎患者还易合并其他多种疾病，如骨质疏松、心血管疾病、肺疾病和神经系统疾病等。有研究显示，强直性脊柱炎患者发生缺血性心脏病的风险为普通人群的 2.20 倍，发生高血压的风险为普通人群的 1.98 倍，而糖尿病的发病风险为普通人的 1.41 倍。有一项研究对强直性脊柱炎患者肺损害采用更为敏感的高分辨 CT 方法进行研究，发现 61% 的患者肺部影像学存在异常，而这些患者可能处于早期无呼吸道症状状态。还有一类疾病与强直性脊柱炎的治疗相关，如使用非甾体抗炎药治疗时可导致患消化性溃疡的风险增加，使用激素治疗时可导致感染、骨质疏松、患高血压的风险增加。这提醒我们，强直性脊柱炎不仅仅是一个单纯的炎症性疾病，更是一个全身性疾病，需要综合管理，加强防病治病意识及定期检测有助于尽早发现强直性脊柱炎合并的其他疾病，并得到及时的预防和治疗，这有助于改善患者的生活质量和长期预后。

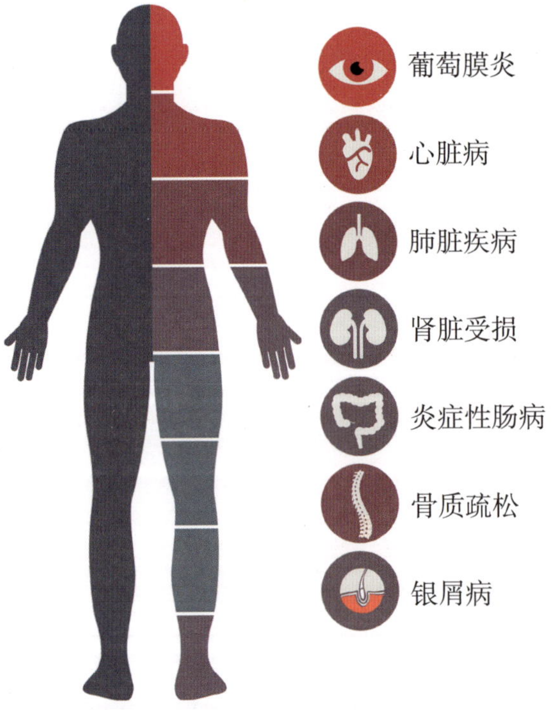

强直性脊柱炎增加患其他疾病风险

第五章　如何评估强直性脊柱炎

在决定治疗方案前，对病情的准确评估十分重要。一般情况下需要从以下方面进行：

常用的评估区域及方法

区域	量表
功能	BASFI
疼痛	NRS/VAS（上一周 / 脊柱 / 夜间，因 AS 导致） NRS/VAS（上一周 / 脊柱，因 AS 导致）
脊柱活动度	扩胸 改良 Schober 枕骨结节到墙的距离 颈椎旋转 脊柱侧弯或 BASMI
患者总体状况	NRS/VAS（上周总体疾病活动性）
外周关节和肌腱末端	肿胀关节的数量（44 关节计数） 通过验证的附着点炎评分，如 MASES
僵硬	NRS/VAS（晨僵持续时间 / 脊柱 / 上周）
急性期反应物	C 反应蛋白（CRP）或红细胞沉降率（ESR）
疲劳	疲劳问卷 BASDAI

概括来说，可以分为四个方面：①询问病史：得出信息以评估疾病活动度、功能残疾等和健康相关的生活质量；②体格检查：发现身体炎症、关节挛缩以及活动受限程度；③抽血检查：帮助评估疾病活动度及重要脏器功能；④影像学检查：证实诊断并评估骨破坏，对于部分患者，它还能用于评估疾病活动度。

疾病活动度、功能情况常用以下指标：

（1）Bath 强直性脊柱炎疾病活动性指数（BASDAI）、疾病活动度调查问

卷和 / 或强直性脊柱炎疾病活动性得分（ASDAS）。衡量疾病活动度的指标。得分越高，病情越活跃。其中 BASDAI 得分若在 4 分及以上（最高总分 10 分）表明为活动性疾病。根据 ASDAS 得分则可以将疾病活动度分为不活跃、中度活跃、高度活跃或极度活跃。BASDAI 得分较高的患者，ASDAS 得分可能不高，反之亦然。

（2）Bath 强直性脊柱炎功能指数（BASFI）。衡量患者的功能活动（执行日常任务的能力），侧重于功能能力。得分越高，表明患者活动受的限制越多。

（3）AS 生活质量问卷表（ASQoL）。衡量生活质量，侧重于社会和心理领域。得分越高，提示生活质量越差。

（4）视觉模拟疼痛评分（VAS）。衡量疼痛程度。患者会看到一条长度为 10cm 的线段，线段的最左端表示“没有痛苦”，最右端表示“疼痛尽可能地坏”，患者会被要求在上述线段上做一个标记以表示当前疼痛的程度。

（5）Bath 强直性脊柱炎患者整体评分（BAS-G）。衡量患者的应对能力。得分越高者，强直性脊柱炎病情对其的应对能力的影响就越大。

（6）Bath 强直性脊柱炎计量指数（BASMI）。衡量脊柱和髋部运动的指标。总得分为 10 分，得分越高，表示患者的脊柱和髋部运动受限制越明显。

体格检查包括以下方面：

（1）颈椎——AS 可能导致胸椎和颈椎的前屈。正常人的枕部均可触及墙壁。而 AS 患者枕部与墙壁之间的距离则反映出了颈部畸形的程度。

（2）胸椎——可通过胸部扩张的程度来衡量肋椎关节的活动度。正常的胸部扩张通常大于 2cm。

（3）腰椎——通过 Schober 试验在矢状面检查腰椎活动度，通过脊柱侧弯的程度来检查冠状面腰椎活动度。

（4）Schober 试验——检查腰椎的前屈。健康成人两次测量结果之间的差值超过 2cm。

（5）脊柱侧弯——正常的左侧弯和右侧弯的差值平均值应在 10cm 以上。

（6）髋关节——可通过检查髋关节屈曲、内外旋转是否受限，或当这些关节运动到极值时是否有疼痛以证实髋关节是否受累。

（7）外周关节计数、腊肠指 / 趾（指 / 趾炎）、附着点炎计数等，这些也是强直性脊柱炎需要特殊关注的检查内容。

影像学检查——常用 X 线平片和磁共振成像（MRI）进行检查。X 线平片检查可以显示骶髂关节显著改变，表现为骨侵蚀或融合。在疾病晚期，脊柱 X 线平片检查将会显现“竹节样脊柱”，脊柱几乎完全融合。由于疾病进展缓慢，除非怀疑有所改变，否则无须进行频率超过每 2 年 1 次的椎骨 X 线重复摄片。MRI 可用于分辨 X 光片不能分辨的骨髓水肿灶。

急性期反应物——红细胞沉降率（ESR）和 / 或 C 反应蛋白（CRP）。体内炎症的测量（通过验血）可以了解患者的疾病活动度。需要注意的是，部分活动期强直性脊柱炎患者这些炎症标志物可能在正常范围内。

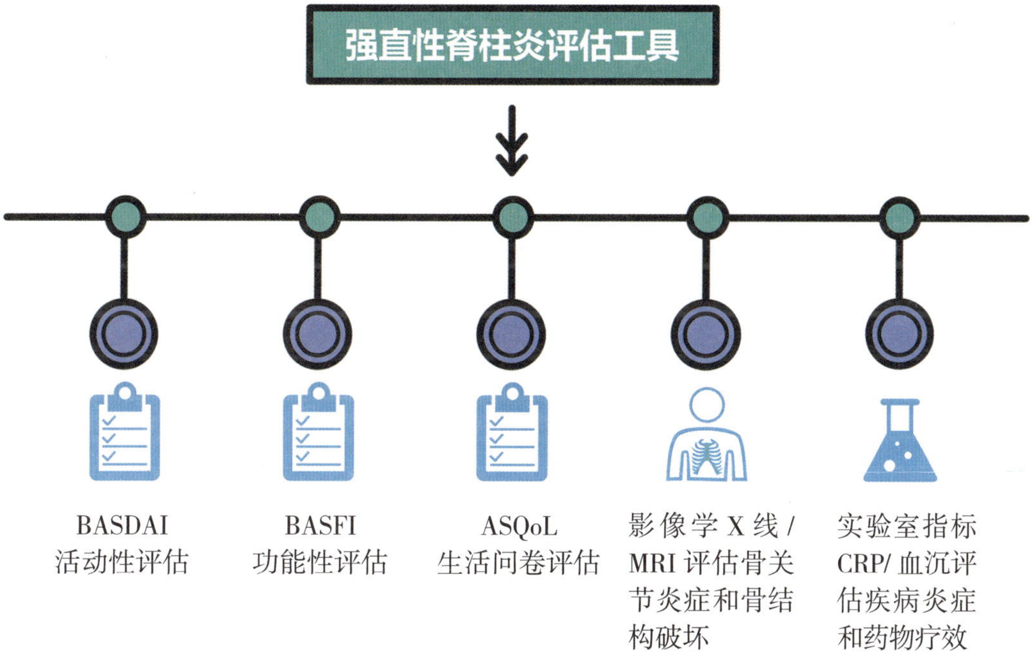

强直性脊柱炎的评估工具

第六章　如何治疗强直性脊柱炎

AS 患者治疗的主要目标是最大限度地提高与健康相关的长期生活质量，具体包括：

（1）缓解症状：消除诸如疼痛、僵直、乏力等症状，或将其降至尽可能低的水平。

（2）维持功能：维持最大可能的功能、能力。

（3）预防脊柱疾病并发症：防止出现屈曲挛缩，尤其是背侧脊柱后凸。

（4）控制脊柱外和关节外的病变：最大限度地减轻葡萄膜炎和主动脉瓣关闭不全等 AS 相关疾病的影响。

国际专题工作组倡议对脊柱关节炎采取“达标治疗”方法，理想目标为病情缓解，替代目标（特别适合于某些疾病更为持久的患者）是使疾病活动度最小化。治疗方案取决于患者的症状及疾病严重程度。每位 AS 患者的治疗将持续终生，患者与临床医生的共同决策对于疾病治疗非常重要。

强直性脊柱炎的治疗包括功能锻炼、药物治疗以及手术治疗。

一、功能锻炼

一旦确诊为强直性脊柱炎，应尽早开始功能锻炼。功能锻炼是 AS 治疗的重要组成部分，可以居家锻炼，或者在治疗师的指导下进行锻炼。游泳、瑜伽、太极等运动都可能对 AS 有好处。但由于 AS 患者常有脊柱活动度受限，因此最好经过治疗师评估，制订适合的运动方案，避免损伤。运动应该循序渐进，遵循从易到难的原则，以运动完身体舒适为准。

二、药物治疗

目前常用的治疗药物包括：非甾体抗炎药（NSAIDs）、镇痛药、改变病情的抗风湿药以及生物制剂，如肿瘤坏死因子（TNF）拮抗剂等。糖皮质激素全身用药的作用有限，但关节内注射可能对部分患者有益。

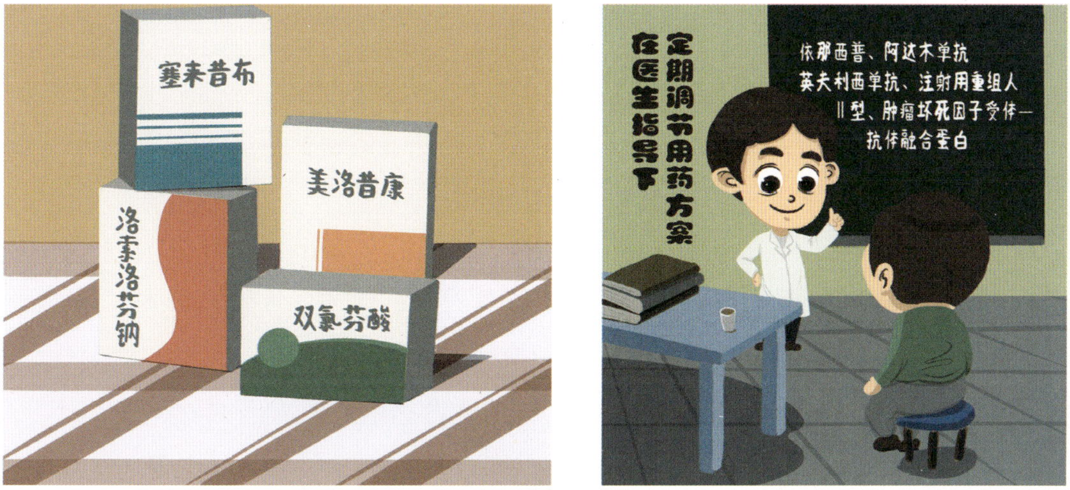

强直性脊柱炎的常用药物

1. 非甾体抗炎药

对于所有症状性 AS 患者，除非有禁忌，否则都应将 NSAIDs 作为治疗的一线药物。对于许多患者而言，NSAIDs 是唯一需要的药物。70% ~ 80% 使用 NSAIDs 的 AS 患者的背部疼痛和僵硬等症状可大幅缓解，使用 NSAIDs 也能减轻外周关节疼痛。对于持续性、活动性和有症状的 AS 患者，应采取 NSAIDs 连续治疗以控制症状。然而，在无症状期间给予 NSAIDs 能否为 AS 患者带来好处，目前研究数据尚不一致。不管采用哪一种 NSAIDs，都建议足量使用，且至少持续使用 4 周，这样才能评估某种特定 NSAIDs 是否有效。

2. 镇痛药

在 AS 活动期，单独使用镇痛剂或阿片类药物很少有效，但在有疼痛后遗症或当患者禁忌使用 NSAIDs 时，可以考虑此类药物。

3. 生物制剂，如 TNF 拮抗剂

肿瘤坏死因子拮抗剂，能够阻断炎症通路反应，对 AS 炎症治疗的有效率高于 NSAIDs 药物。目前国内用于治疗 AS 的 TNF 拮抗剂有英夫利昔单抗、依那西普、阿达木单抗和戈利木单抗。目前可以选择的品种、剂量和频率见下述表格。

使用 TNF 拮抗剂需要注意以下问题：

（1）并非每个 AS 患者都应使用 TNF 拮抗剂，应根据疾病症状和活动度来评估。

（2）用药前应排查患者是否患有慢性感染性疾病，最常见的是乙型肝炎病毒感染和结核菌感染，必要时需进行抗病毒和抗结核治疗（或预防性治疗）。

（3）TNF 拮抗剂疗效判断应该在规律用药至少 12 周后进行，通常一种 TNF 拮抗剂无效但换用另一种 TNF 拮抗剂可能有效。

（4）TNF 拮抗剂的选择：通常情况下，不同品种的 TNF 拮抗剂对 AS 的疗效无显著性差异。但研究发现，如果合并有葡萄膜炎、炎症性肠病、银屑病等症状，选择 TNF 单克隆抗体类拮抗剂疗效可能更佳。

（5）目前研究尚未证实 TNF 拮抗剂用药者患肿瘤风险升高。

强直性脊柱炎的常用药物

商品名	国产 / 进口	通用名	性质	用药剂量 / 频率
恩利	进口	依那西普	受体融合蛋白	每周 50 毫克
修美乐	进口	阿达木单抗	全人源抗体	每两周 40 毫克
类克	进口	英夫利昔单抗	人鼠嵌合抗体	第 1 周、第 2 周、第 6 周注射药物，后面每 2 个月一次，每次约 2 支（5mg/kg）
欣普尼	国产	戈利木单抗	全人源单抗	1 月 1 次
益赛普	国产	注射用重组人 II 型	融合蛋白（恩利的仿制品）	每周 50 毫克
强克	国产	肿瘤坏死因子受体—抗体融合蛋白	融合蛋白	每周 50 毫克
安佰诺	国产	肿瘤坏死因子受体—抗体融合蛋白	融合蛋白	每周 50 毫克

4. 改善病情的抗风湿药

柳氮磺吡啶（SASP）主要用于治疗外周型 AS 患者，能够改善患者外周关节炎等症状，但中轴型 AS 患者不推荐使用柳氮磺吡啶。

5. 糖皮质激素

不建议 AS 患者采用全身性糖皮质激素治疗。对于持续性外周关节受累，可关节腔内注射糖皮质激素。

三、手术治疗

对于关节已经存在不可逆损害、影响生活质量的患者可选择性进行外科手术。全髋关节置换术适用于因髋关节受累而产生强烈、持续性疼痛或使得活动度与生活质量受限的 AS 患者。人们常担心 AS 患者越年轻，关节置换手术失败或以后关节翻新的发生率越高。但目前研究认为年龄不是决定是否进行关节置换的因素。髋关节置换术后发生异位骨化的风险可能较高，推荐采用预防性治疗，比如进行 NSAIDs 治疗。脊柱手术主要为楔形截骨术，适用于脊柱屈曲畸形严重到足以损害直视前方能力的患者。颈椎融合术用于具有寰枢椎半脱位伴神经功能损害的极少数患者。若出现急性、异常颈部或背部疼痛时，可能为急性椎骨骨折，应邀请脊柱外科会诊。

总之，AS 的治疗必须个性化，需要患者与医生共同参与，必须将疾病活动度、不良预后因素或伴发疾病、功能障碍的程度、患者对不良反应风险的耐受度、对治疗的预期值以及其他心理因素纳入考虑范围，并定期评估疾病活动度，调整用药方案。

第七章　强直性脊柱炎的其他辅助治疗是否有用

从医生的角度来看，强直性脊柱炎治疗的首要目标是控制炎症，且这个目标大部分是由药物来达到的。其他的辅助治疗方法可以帮助患者缓解疾病所带来的疼痛、僵硬感以及疲劳感，帮助患者拥有良好的生理及心理状态，对疾病的改善以及提高生活质量是非常重要的。

辅助治疗的方法是多种多样的，下面我们介绍一些目前公认有效的辅助治疗方法。

一、接受患者教育

治疗最关键的一环是对此病有一个清晰的认识。患者在确诊此病时，需要详细地向医生咨询本病的病程、可能出现的并发症（比如急性前葡萄膜炎）以及此病后续的发展情况，明白治疗的必要性，与医生建立良好的医患关系，依照医生的嘱咐用药、监测病情并进行锻炼，共同对抗疾病的进展。

二、参加患者协会及自助小组

患者协会及自助小组是由来自不同地区及不同职业的患者自发组织成立的，组织内患者可以互相分享医疗资源、治疗经验，并通过病友聚会等分享生活经验、传递正能量，这对于帮助患者养成积极面对疾病的心态、改善病情、提高生活质量具有重要意义。

三、物理治疗

体育锻炼就是一种有效的理疗方法，锻炼是保持及恢复身体功能的主要手段，至少在短期内（1 年内）是有效的，特别是参加以小组为单位的体育锻炼比一般的居家锻炼效果要好。另外有研究显示，每周 2 次，每次 3h 的水疗、锻炼以及体育活动可以改善患者的整体健康状况，缓解僵硬感，坚持此类锻炼还可能减少药物的使用、增强患者回归正常社会工作的能力。睡觉时使用硬床垫及小枕头可以帮助颈部充分仰卧。

另外，一些简单的脊柱健康体操及康复锻炼动作有助于身体的伸展，可以减轻因为疼痛和疲劳对身体姿势的影响，减轻僵硬感，对改善病情也是有帮助的，但需要坚持。

体育锻炼及康复活动需量力而行，需专业医生对病情进行评估，并且在康复治疗师的指导下进行最为合适。特别是已经发生脊柱融合或者出现骨质疏松的患者，应该尽量避免剧烈或者强对抗性的运动，否则容易发生脊柱骨折。

四、特殊的矫正器或生活工具

某些强直性脊柱炎患者因就诊时间较晚，疾病发展到驼背、转头困难或髋关节融合，这时一些特殊的矫正器可以提高他们的生活质量以及保证生命安全。如特殊的驾驶镜及颈托可以提高患者驾车的舒适度及安全性，还可以降低颈椎骨折的风险；特殊制作的床可以保证不能平卧的患者的睡眠质量；人工髋关节置换可以明显改善因髋关节融合而导致的活动受限。

五、其他

中医针灸、推拿以及众多中药的辅助治疗的疗效通常都具有个体差异，可能比较难对每个人都起作用，而且副作用不明，仍然需要进一步的研究进行明确。

总而言之，坦然接受患病的事实，保持乐观的心态，积极配合医护人员的治疗方案；积极加入由患者自发组成的病友协会，互相扶持与鼓励；适度并正确地进行体育锻炼对抗强直性脊柱炎的发展，可以提高自我的生活质量及工作能力。

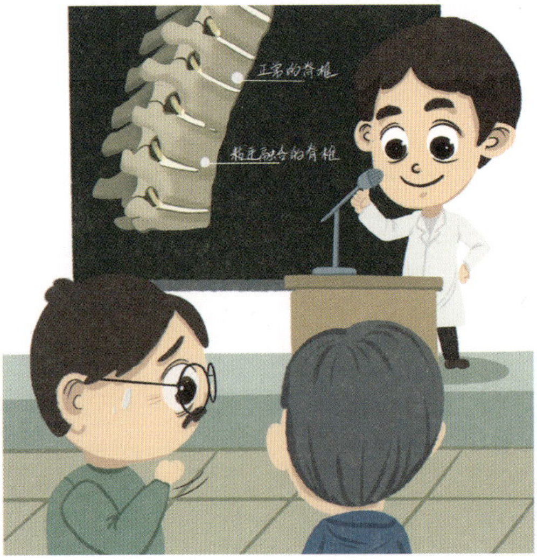

a．患者教育

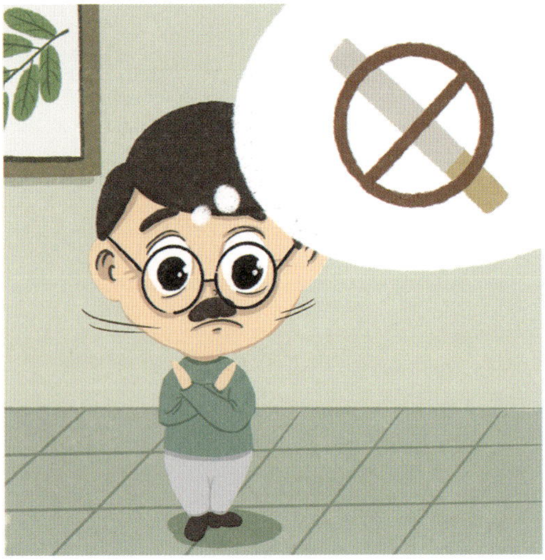

b．戒烟

c．参加病友会

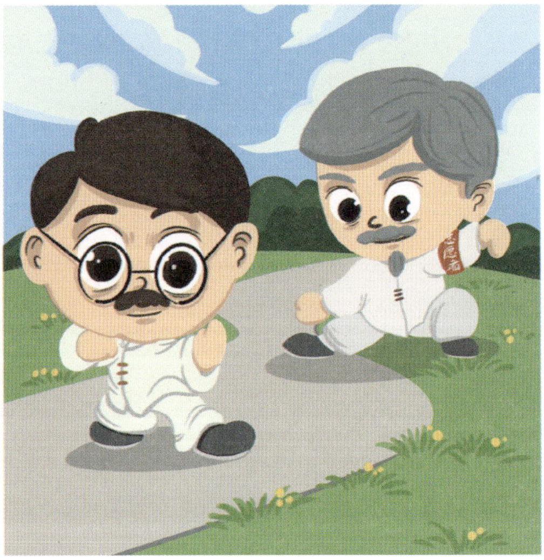

d．参加互助团体活动

图 7–1　强直性脊柱炎的辅助治疗（一）

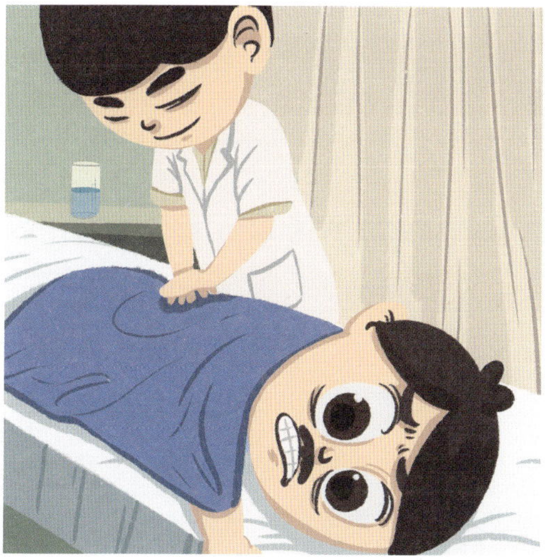

a. 适当物理治疗

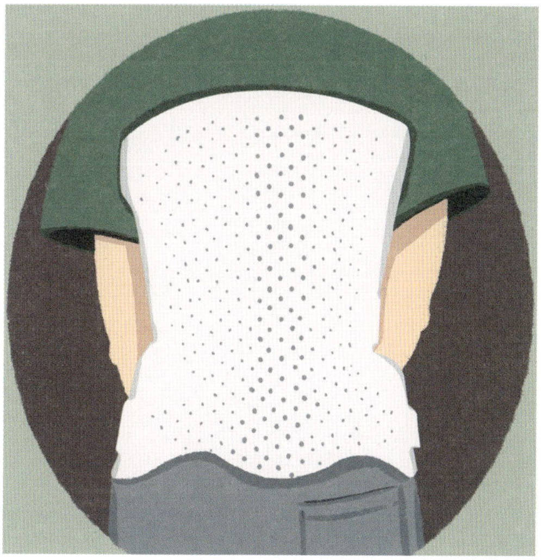

b. 矫正器

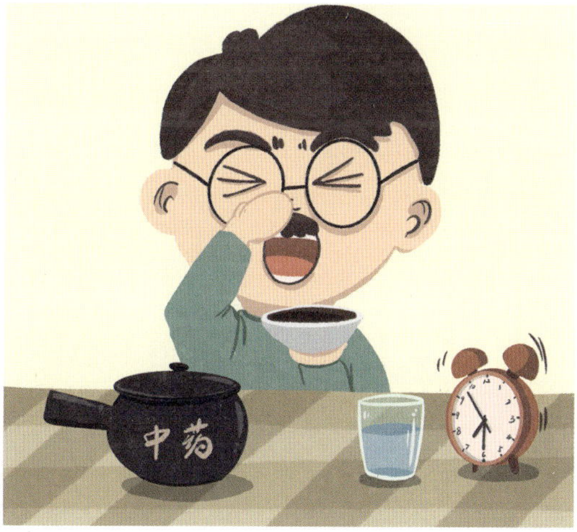

c. 中药

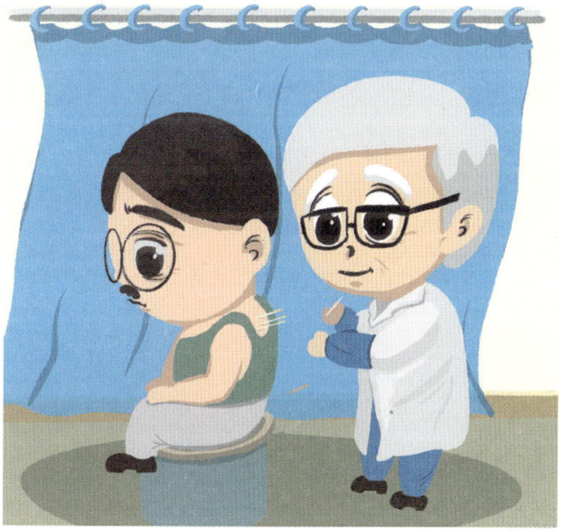

d. 针灸

图 7–2　强直性脊柱炎的辅助治疗（二）

第八章　强直性脊柱炎将如何影响我们的心情

强直性脊柱炎是一种主要累及中轴关节，也可累及内脏及其他器官组织的风湿性疾病。发病年龄多在 10 ~ 40 岁，30 岁左右的青壮年为好发人群。强直性脊柱炎起病缓慢隐匿，病程长且迁延不愈。很多患者在疾病后期出现脊柱畸形和活动受限，致残率高，严重影响工作和生活，极大地降低了患者的生活质量，给患者带来巨大的精神压力和痛苦，造成患者情绪上的变化甚至产生焦虑、抑郁症状。强直性脊柱炎患者有着非常复杂的心理和情绪状态，较常见的有以下几种：

1. 紧张和恐惧

强直性脊柱炎患者不仅长期承受脊柱关节损害带来的疼痛，还可能并发关节外，如眼、肺、心血管、肾脏等全身多处器官损害，若患者对疾病以及治疗方案和效果不了解，特别是疾病不见好转或病情稍有恶化，常常会产生紧张和恐惧感。

2. 焦虑不安

强直性脊柱炎是一种慢性进展性疾病，许多患者对于慢性疾病的概念不甚了解，而是以每一天的变化来判断病情的进展。不了解某些症状可自发消退或加剧，当病情反复导致长期中轴关节疼痛，颈部、腰部活动功能受限，累及髋关节导致功能受限时，他们常常焦虑难安。患者对自身健康或客观事物做出过于严重的估计，错误地认为所有的强直性脊柱炎最终都会发展成畸形，感觉康复无望。

3. 敏感性增强、主观异常感觉增多

促使强直性脊柱炎患者就诊最为常见的症状是疼痛，而对疼痛的知觉程度、反应、耐受性，则受到个体的心理状况和社会文化背景的影响，部分患者对躯体不适的耐受力下降、对自己的身体状况过于敏感，如强直性脊柱炎患者常伴有晨僵、疼痛等症状，这些症状在休息时较重而活动后可缓解，患者害怕这些变化会加重病情。

4. 情感脆弱、易激动、发怒

疾病本身带来的诸如疼痛、残疾、活动不便等或大部分生理功能丧失引起的家庭、婚姻问题，使患者心烦意乱，常为小事而生气愤怒，患者可因轻微的言语刺激引起一系列情绪反应，情绪易波动、易哭泣，常自责、作践自己，或怨天尤人，甚至迁怒家人及社会，与家人或医护人员在言语、行为上发生激烈冲突，心理不平衡，情绪十分不稳定。

5. 情绪低落

本病患者多是青壮年，正处于学习和工作的黄金时期。由于强直性脊柱炎病情反复，久治不愈，需要长期治疗，患者的学习、工作能力下降，造成经济损失和各种社会关系的改变，患者容易产生自卑感，缺乏信心，面对简单的事情也觉得困难重重，情绪低落。

6. 无助、悲观、抑郁

强直性脊柱炎可能会导致劳动能力丧失，而且经过多次治疗症状反而加重，患者感到无力改变现状，会产生一种无能为力的情绪反应。这种无助感还可泛化导致悲观、抑郁等临床表现，患者变得少言寡语，对外界事物不感兴趣；哭泣不语或叫苦连天；有的病人自暴自弃、放弃治疗，严重者甚至出现轻生的念头。

7. 对康复失去信心

就诊之初，患者都希望得到很好的诊疗和护理，迫切期望早日康复，尤其是对治疗效果期望值较高的患者，往往把医务人员的安慰和鼓励视为病情即将好转的征兆，而一旦发现强直性脊柱炎难以治愈甚至疾病会继续发展，患者的期望就会落空。同时，在患病过程中，患者之前能做到的一些日常小事也变得困难重重，自尊心和自信心将受到极大的打击，对康复失去信心，情绪消沉，甚至精神崩溃，表现为被动治疗甚至拒绝治疗。

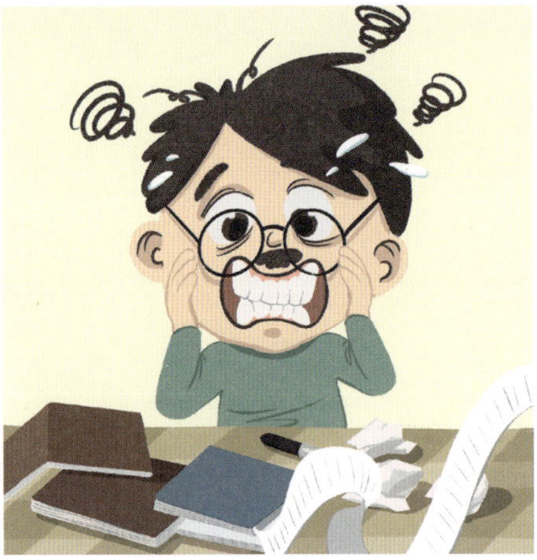

a．紧张恐惧、焦虑不安

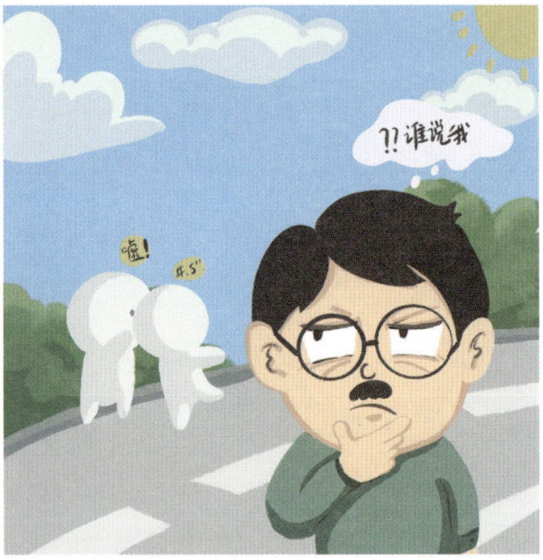

b．敏感、主观感觉增多

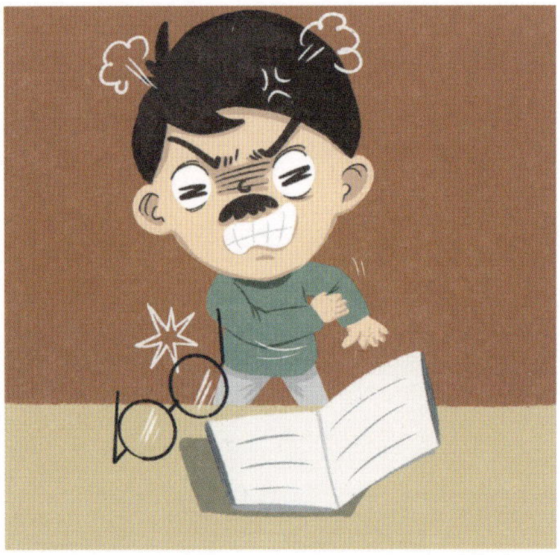

c．易激动发怒

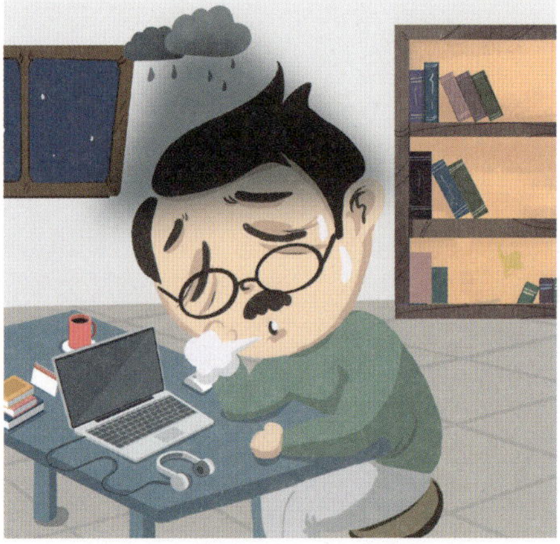

d．情绪低落、悲观抑郁

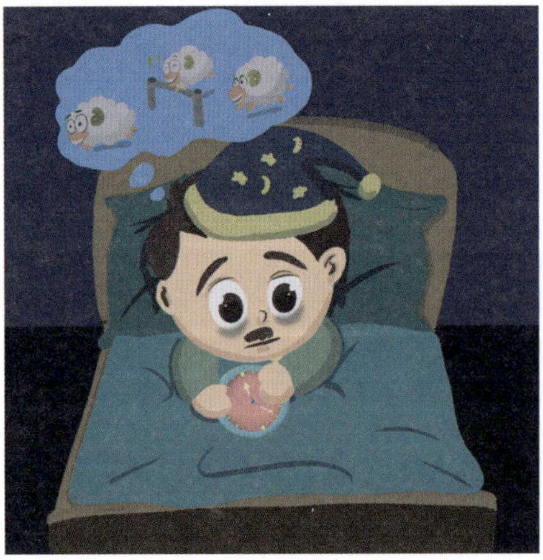

e．睡眠障碍

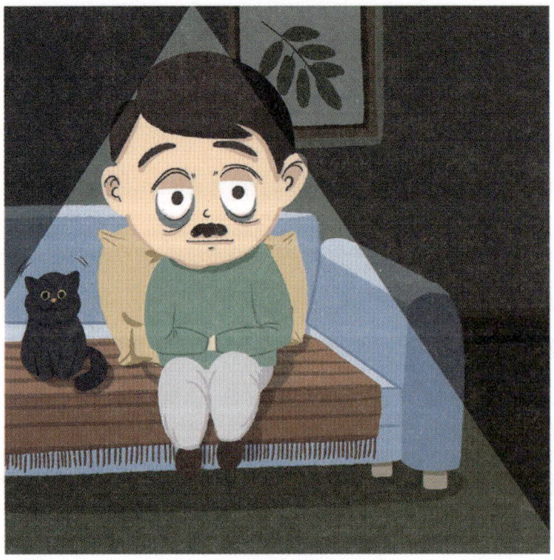

f．疲劳困倦

强直性脊柱炎患者的情绪

第九章　强直性脊柱炎会影响工作吗

得了强直性脊柱炎一定会影响工作吗？不一定。

部分病人疾病活动度较低，即早期患者，仅轻微腰痛或臀部疼痛，血液检查炎症指标较低、药物控制较为满意，他们的工作基本不受强直性脊柱炎的影响。

另一部分强直性脊柱炎患者的工作会受到不同程度的影响。

中度至重度疼痛，包括腰痛、大腿根部疼痛、膝盖疼痛等，在药物控制不满意的情况下，会影响患者的睡眠，令患者注意力无法集中，强烈疼痛时会令患者无法进行工作。需要搬运、反复弯腰起身的体力工作者，可能无法完成工作，甚至需要变更工作。脑力工作者则会被迫经常起身活动，改变体位以减轻疼痛。对于体力要求较低、工作强度较低的工作，强直性脊柱炎患者可继续胜任。

病程较长、脖子或肩背活动度降低的情况，也会影响患者的日常生活和工作，比如难以完成弯腰穿袜子、转头等动作。腰椎僵硬、发生强直的患者，无法俯身；髋关节融合（大腿根部）的患者则无法下蹲，这些都会影响日常生活和工作。其他部位，比如膝盖、脚后跟、手关节等受累，也影响具体的关节活动而干扰特定动作的完成。

强直性脊柱炎疾病带来的疲劳感、睡眠质量下降会降低工作效率，令患者难以集中注意力，影响工作的效率。

因患有强直性脊柱炎，加之生活、工作不顺利产生的焦虑、抑郁状态，会进一步影响患者的就诊规律性、生活习惯，从而产生不良循环，影响工作。

强直性脊柱炎关节外的症状，如急性葡萄膜炎、银屑病等；药物的副作用，如胃部不适、感冒等；强直性脊柱炎相关的并发症，如发生于长病程患者的脊柱骨折等，都可能会影响患者的工作，甚至导致失业。

得了强直性脊柱炎是不是停业在家休息最好？不是，我们建议在疾病得到控制后继续参与工作。工作一方面是经济来源，同时它也可以提高社会参与感、自我成就感。

那么得了强直性脊柱炎，除了通过吃药、运动、手术等改善疾病、工作能力外，我们自己还可以做些什么呢？建议参与工作的强直性脊柱炎患者根据以下几个问题进行思考：

我做这份工作是否保证了自我安全？如病程长、骨质疏松的患者避免重体力劳动，避免过度饮酒，注意安眠药剂量，防止摔倒导致脊柱骨折，外出坐车系好安全带、使用颈枕保护脖子。

这份工作要求的必要技能我是否能够完成？如司机需要长期久坐，对于僵硬的患者则不适合。

除了吃药、运动外，我可以从哪些方面改善自己的工作效率？比如使用升降桌子、可站着或坐着办公；电话联系他人的时候可走动。

关于工作的问题，也可以与主治医师讨论，也许能得到合适的建议。

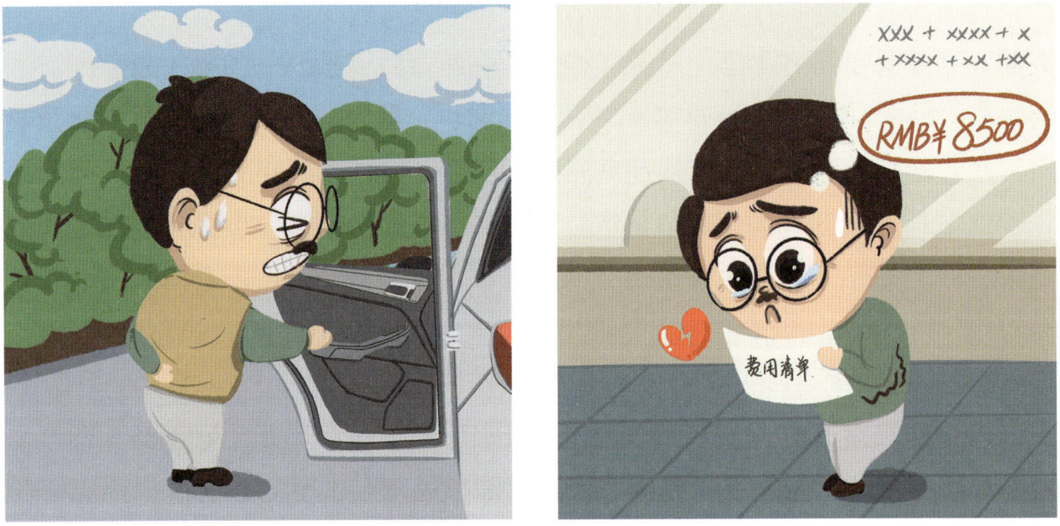

强直性脊柱炎影响工作和生活

第十章　得了强直性脊柱炎，我们可以做些什么

强直性脊柱炎是风湿病领域最为常见的慢性炎症性疾病之一，在晚期可以发展成脊柱畸形、残疾，最终导致患者运动能力和生活质量下降。AS 尚无根治方法。但如能及时诊断及合理治疗，则可以控制症状并改善预后。目前国内及国际指南都推荐通过非药物、药物和手术等综合治疗，缓解疼痛和僵硬，控制或减轻炎症，保持良好的姿势，防止脊柱或关节变形，必要时矫正畸形关节，以达到改善和提高患者生活质量的目的。

一、早诊断、早治疗

强直性脊柱炎初起症状轻微，部分患者可能没有重视，未能及时就医，等到了发病数年后才就医，可能已经错过了最佳诊治时间，已发生脊柱畸形。除此以外，基层医院对该疾病的认识不足、影像科医生的阅片经验不足等也可能是强直性脊柱炎不能早诊断、早治疗的原因。对于疑似强直性脊柱炎的患者，如身体出现骶髂关节不适、腰背疼痛超过 3 个月以上并且活动后晨僵缓解，应及早到专业医院进行系统检测，早诊断，早治疗，这是避免致残最重要的步骤。

二、提高思想认识、科学规律诊治、坚持运动

诊断明确后患者需从思想上认识到该疾病是难以治愈的，只可控制炎症，延缓病情进展，防止最终致残。致残是疾病不加控制的可能后果，将会对患者个人及家庭造成巨大影响。患者必须配合医生，结合自身病情，进行科学诊治，才能避免致残，保证一定的生活质量。2016 年国际脊柱关节炎评估协会（ASAS）与欧洲抗风湿病联盟（EULAR）更新的 AS 治疗推荐中，强调 AS 的最佳治疗策略需要联合药物治疗及非药物治疗。药物治疗部分由医生制定，患

者需积极配合治疗，规律复诊，定期配合医生检查红细胞沉降率、C反应蛋白等了解病情活动度，及时调整用药。非药物治疗主要包括饮食、患者教育、运动及理疗、手术等，其中运动是非常重要的一部分。目前越来越多的研究显示，运动本身就有一定的抗炎作用。适当的锻炼可以帮助AS患者保持肌肉的韧性，维持正常的体态，以避免脊柱和关节强直、畸形，保持胸廓活动度，防止骨质疏松和肌肉萎缩，从而提高患者生活质量。但是患者也需要科学运动，不能盲目、过度运动，不合理的运动反而会加重强直性脊柱炎的病情。患者需记住以下几点：①活动期避免运动或锻炼，此时运动不仅不能缓解疼痛，还会加重炎症反应，故应在病情稳定时锻炼。②适度锻炼。患者应该以运动后症状是否减轻、身体是否觉得舒适、疼痛是否加剧为标准，选择合适的锻炼方式及强度，减少或避免引起持续性疼痛的体力活动。③持之以恒的运动。每天锻炼1～2次，每次30～40min。

那么强直性脊柱炎患者应该进行哪些运动呢？目前为止，尚无针对AS的特定运动治疗方案。根据美国运动医学学会推荐，AS患者应当采用多模式综合运动疗法，包括心肺功能、肌肉力量及柔韧性锻炼等。患者可以针对腰部、颈部、髋部等容易发僵的部位进行功能锻炼。游泳、扩胸运动也是适合强直性脊柱炎患者的运动方式。除了运动，患者还需进行生活方式调节，建议患者站立时尽量保持挺胸、收腹和双眼平视前方的姿势，坐位也应保持胸部直立；应睡硬板床，尽量平躺，枕头要矮；建议患者戒烟，因为吸烟是导致预后不良的因素之一。

三、调整心态、增强信心

强直性脊柱炎并非绝症，早期发现的大部分患者在经过积极诊治后都能稳定病情，正常生活。强直性脊柱炎的治疗与康复是一个长期的过程，需要患者与家属的共同参与和配合，良好的心态及积极配合治疗是疾病治疗的重要组成部分。患者及其家属要有打持久战的准备，整个病程中必然会有复发和缓解交替，患者要始终保持必胜的信念，不能期望几天病情就好转，但也不能沮丧，没有信心，要积极与医生沟通病情，便于医生及时调整治疗方案。只有医患共同合作才能真正改善疾病预后，帮助患者提高生活质量。

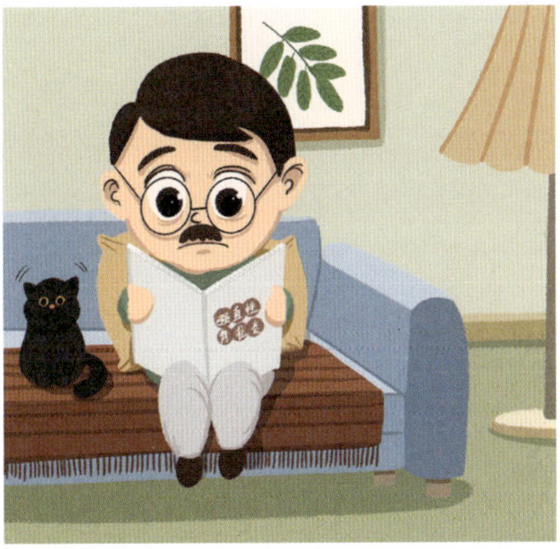

a．坚持学习疾病知识

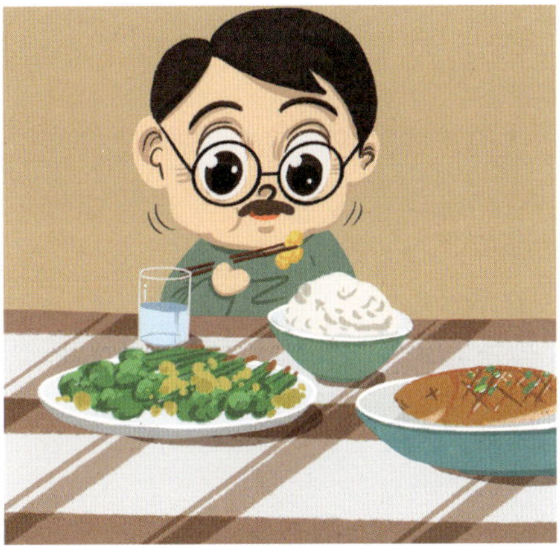

b．保持健康饮食

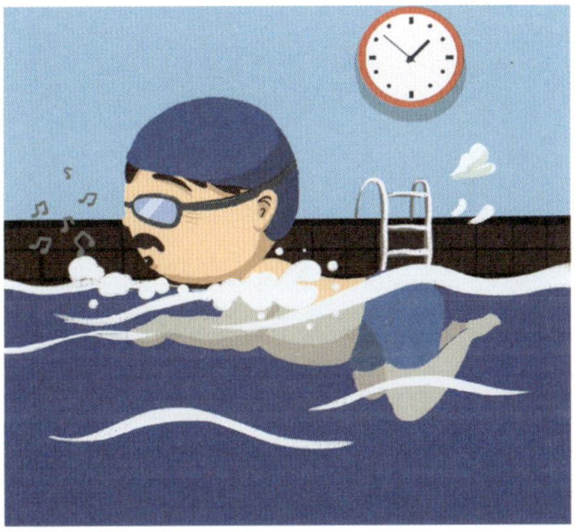

c．适度运动

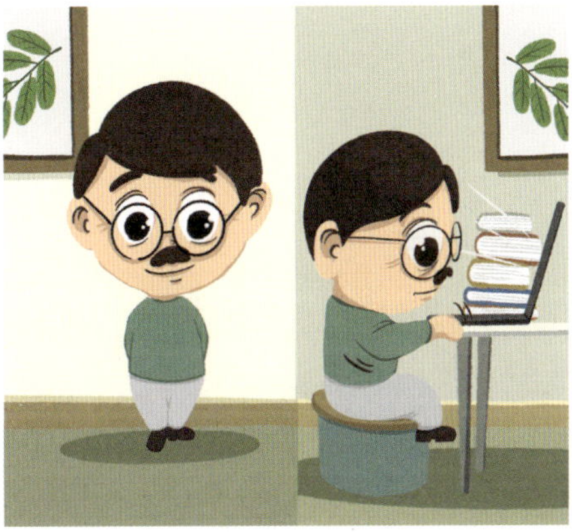

d．正确坐立

图 10-1　提高认知、科学防治、坚持运动

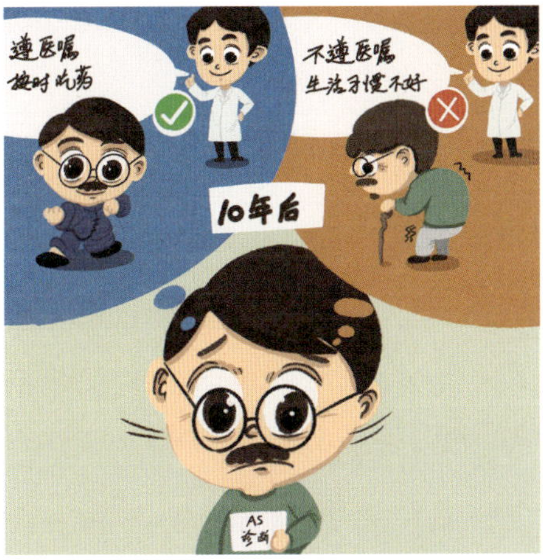

图 10-2　坚持治疗的预后